はじめに

突然ですが、あなたは片足で1分立てますか？

JN103529

# 片足立ちを今すぐ
# やってみましょう

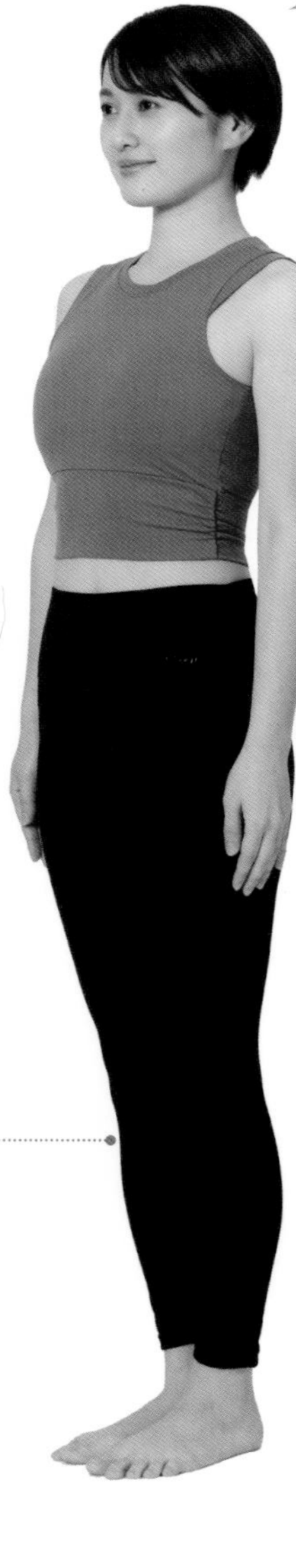

1

まずは深呼吸をしてリラックス！
力を抜き足をそろえて立ちます

足はまっすぐ
に伸ばす

注意

※転倒しないように、
必ずつかまるもの
がある場所で行い
ましょう。

# さて、結果はどうでしたか？

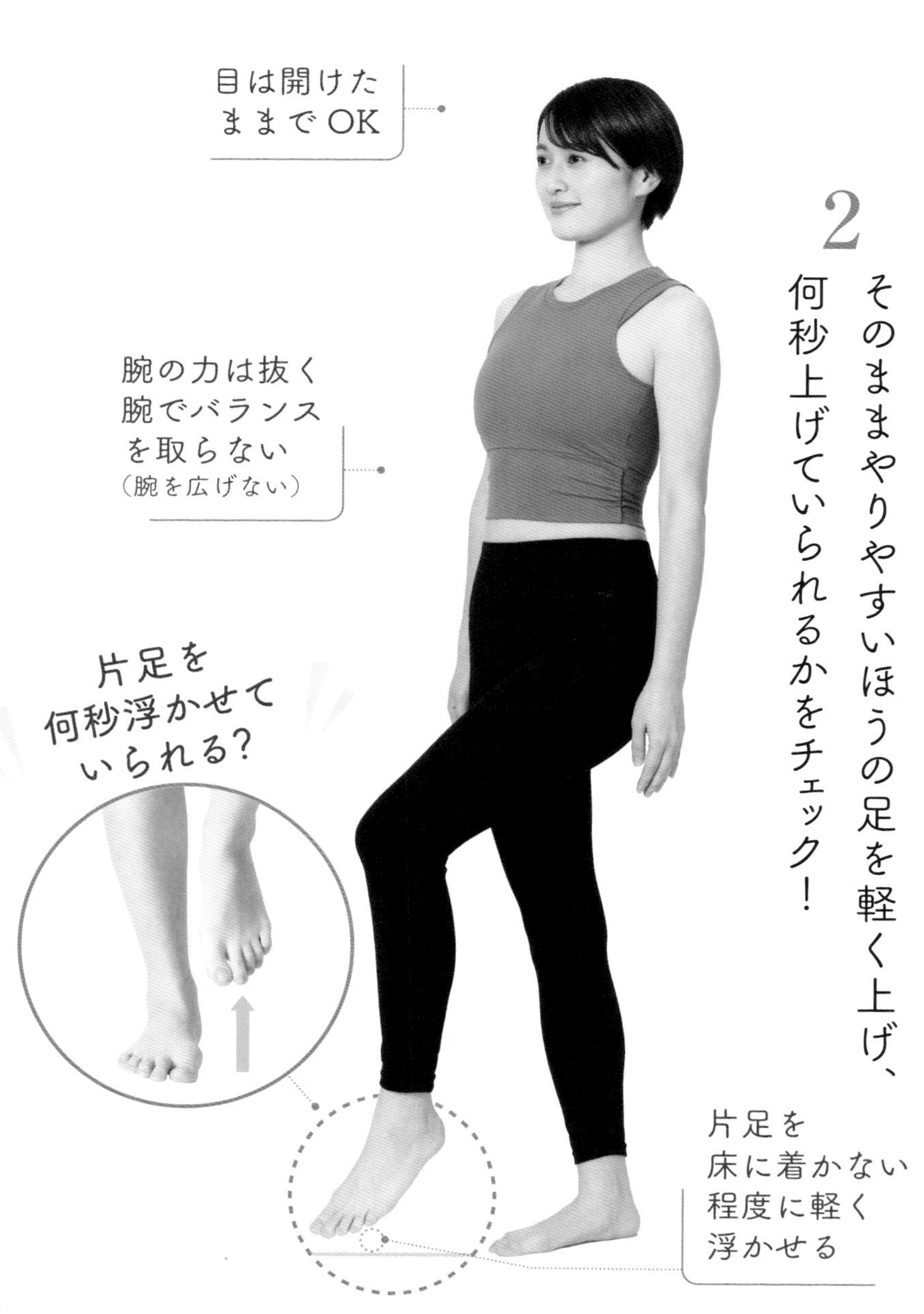
目は開けたままでOK
腕の力は抜く
腕でバランスを取らない
（腕を広げない）
片足を何秒浮かせていられる？
片足を床に着かない程度に軽く浮かせる

2
そのままやりやすいほうの足を軽く上げ、何秒上げていられるかをチェック！

片足立ちをしてすぐにフラついた、

1分間立っていられなかった……そんなあなたは要注意。

このままだと近い将来、寝たきりや短命になるかもしれません。

「たかが片足立ちができないだけで？　ただの筋力不足では？」

と思われるかもしれませんが、事態はもっと深刻。

単なる筋力不足だけではなく、

体を支えるバランス力の低下が確実に進んでいます。

例えば左ページの項目で当てはまるものはありますか？

## バランス力チェック！
# どれか当てはまりますか？

チェック！

- [ ] じゅうたんや部屋の敷居、マンホールなどの小さな段差でつまずいたことがある
- [ ] 片足立ちで靴下がはけない
- [ ] 電車やバスの揺れに踏んばりがきかなくなった
- [ ] 歩いていて、人に抜かされることが多くなった
- [ ] この1年で転倒した。ジョギング中や子供の運動会で転んだ
- [ ] 最近、階段の上り下りで、足を踏みはずしそうになった
- [ ] スポーツをしたときに、イメージどおりに体が動かなくなった

### 結果

1つでも当てはまるものがあれば、あなたの**バランス力は低下しはじめています。**
チェックの数が増えるほど事態は深刻です。

結果はいかがでしたか？

バランス力とは、簡単にいうと「不安定な体を支えて姿勢を維持する力」のこと。

近年、このバランス力の強さが健康長寿に深く関係しているとわかってきました。

私は、**バランス力＝長生きする力**と考えています。

つまり、片足立ちが短時間しかできず、すぐにふらつくのは、老化が進み、**生きる力が徐々に衰えてきているサイン**なのです。

今から16年前、私は、国立大学の附属病院では当時珍しかった抗加齢センター（現・抗加齢・予防医療センター）の開設に力を注ぎ、以来、４０００人以上の患者さんを診（み）てきました。

少し大げさにいうと、「老化をいかに遅くするか」という点について、
センターのスタッフといっしょに、人生をかけて研究を続けてきたのです。

その結果、片足立ちが1分間できない人は
**筋力と骨量が低下している**とわかりました。
さらに、脳が萎縮しており、
**認知症の前段階**※になっている可能性があることもわかりました。
ほかにも、脳卒中になって、突然倒れるリスクもあります。
こうしたあらゆる病気のリスクを回避する
カギになるのが「**バランス力**」なのです。

※軽度認知障害のこと。MCIとも呼ばれる。

「病気の診断」と
「病気の改善」に役立つ
一石二鳥の健康法、
それが**片足立ち**です

バランス力の維持には、「筋力」や「骨量」はもちろん、
足裏で地面をとらえる「感覚能力」もかかわっています。
また、脳が命令を全身に伝える
「神経ネットワークが正常に
働いているかどうか」も重要です。
さらに、バランス力が低下したままだと、
「血管」も確実に衰えていきます。
筋肉量が減って身体機能が衰えることを医学用語で
「サルコペニア」といいますが、
サルコペニアがあると、

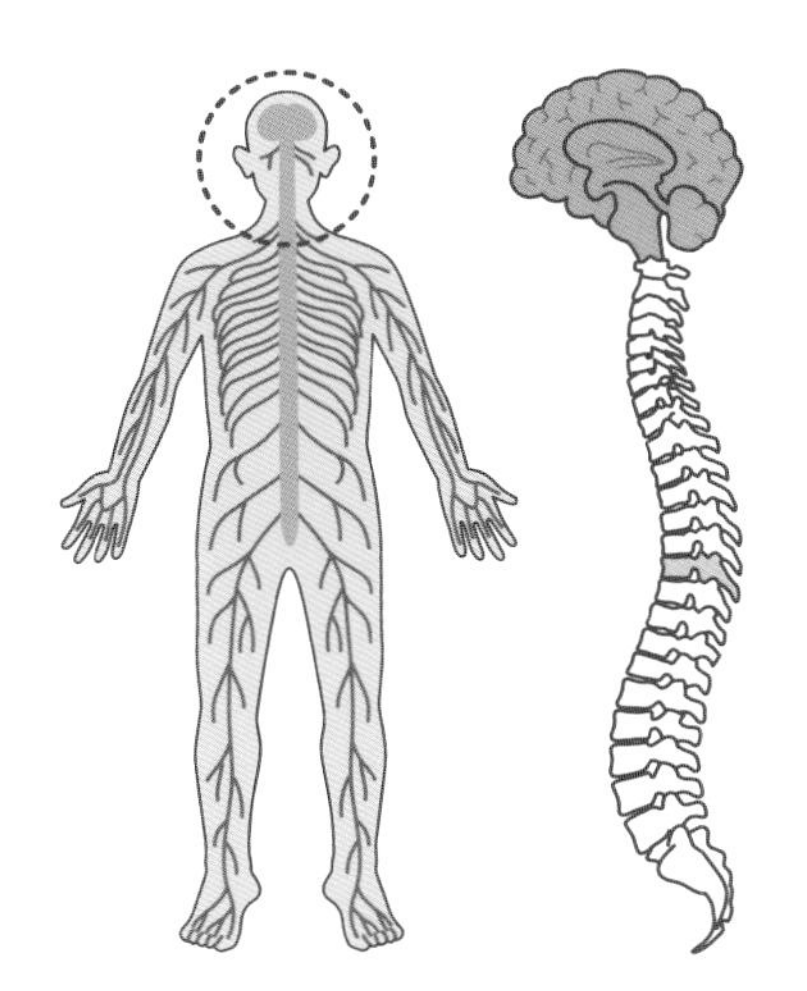

神経とは、全身に網の目のように張りめぐらされ、細胞や組織と連絡を取り合うネットワークのこと。この機能が低下すると、思いどおりに体をコントロールすることが難しくなる。

動脈硬化が進みやすくなります。

では、バランス力を強化するにはどうすればいいのでしょうか？
バランス力は、筋力や骨密度などが組み合わさって維持されるため、
通常の筋トレだけでは十分に鍛えることができません。

私は、バランス力強化の方法としても
「片足立ち」をおすすめしています。

今は、片足立ちが短時間しかできなくても大丈夫。
将来的に1分以上できるように毎日続けていただきたいのです。

片足立ちを毎日行うと、太ももの大腿筋が鍛えられるのに加え、骨に適度な負荷がかかって骨密度が上がり、骨が強化できます。

さらに、第二の心臓と呼ばれるふくらはぎが刺激されて、血液循環がよくなります。

ふらつかないように踏んばるため、神経ネットワークも刺激され、足裏で床を踏みしめて立つため、感覚能力も高まるでしょう。

つまり、片足立ちは、脳卒中や認知症といった**深刻な病気の〝芽〟の発見に役立つ診断機能と、健康で長生きに必要なバランス力を強化する機能をあわせ持った「一石二鳥の健康法」**なのです。

不健康で長生き、と
健康で長生き、
みなさんは
どちらを選びますか？

片足立ちは、場所を選ばずに短時間でできて、習慣化も簡単です。

しかも、1分間の片足立ちを1日3回行うと、足のつけ根の骨には約50分歩いたのと同等の負荷がかかるとされる、とても効率のいい運動です。

最初は1分間できなくても大丈夫。毎日行えば徐々にできるようになるはず。

**焦らず毎日続けることが肝心**です。

また、すでに1分間の片足立ちができる人も、何もしなければ体は年々衰えます。

今のバランス力をキープするためにも、毎日行うことを習慣化してください。


そして、食事を含めた健康管理をもっと自分自身で積極的に行って、健康的な長生きをめざしましょう。

日本は世界でトップクラスの長寿大国です。でも、その実態は「晩年に不健康な状態が続く長寿」であることをご存じですか？

近年、健康寿命という言葉があらゆる場面で使われますが、これは「日常生活で介護を必要とせずに過ごせる期間のこと」をいいます。

わが国の健康寿命は、女性は約75歳、男性が約72歳。

この数字は、日本人の本来の平均寿命（男女ともに80歳以上）と約10年の開きがあります。

つまり、多くの人はなんらかの不調を抱えながら、晩年を過ごしていることになります。

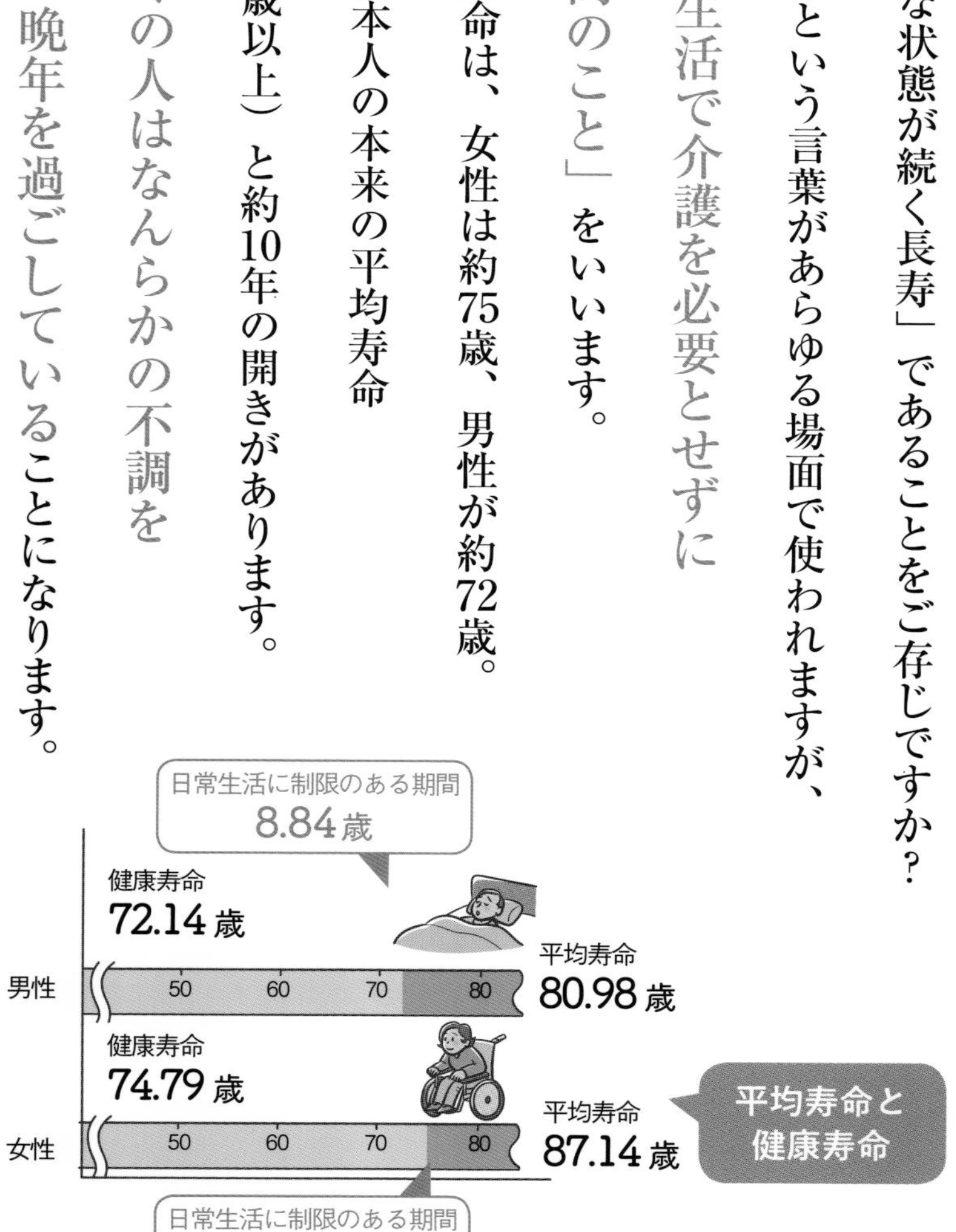


出典：厚生労働省健康局 「健康寿命と平均寿命の推移」（平成28年）より

あなたは人生最後の10年を不健康なまま過ごすのと、
自分の足で歩き、好きなものを食べ、
好きなことをして自由に過ごすのとではどちらを選びますか？

答えはいうまでもないですよね。私は、平均寿命と健康寿命の差を縮める、
数ある解決策の一つが「片足立ち」だと考えています。
事実、片足立ちは文部科学省の体力テストでも実践され、
日本整形外科学会ではロコモ予防運動としても、
さらには大学病院では病気治療の一環としても、使われはじめています。
さあ、今日から「1分片足立ち」をみなさんも始めましょう！

# 1分 片足立ちはこんなにすごい！

## バランス力＝長生き力が強まる！

体をイメージどおりに動かすために必要なのがバランス力。バランス力を強化すれば、いつまでも動ける体になり、あらゆる病気の改善につながります（35ページからの第1章を参照）。

## 腰痛や肩こり、ひざ痛が改善！

ネコ背が正され、足腰の筋肉も強化されるため、腰痛・肩こり・ひざ痛の改善が期待できます（74～89ページを参照）。

## ロコモ・フレイル対策に！

ロコモとは足腰の衰えが進んだ状態のこと。ロコモを放置すると寝たきり一歩手前のフレイルに進みます。日本整形外科学会推奨のロコモ対策運動が「片足立ち」です（90～93ページを参照）。

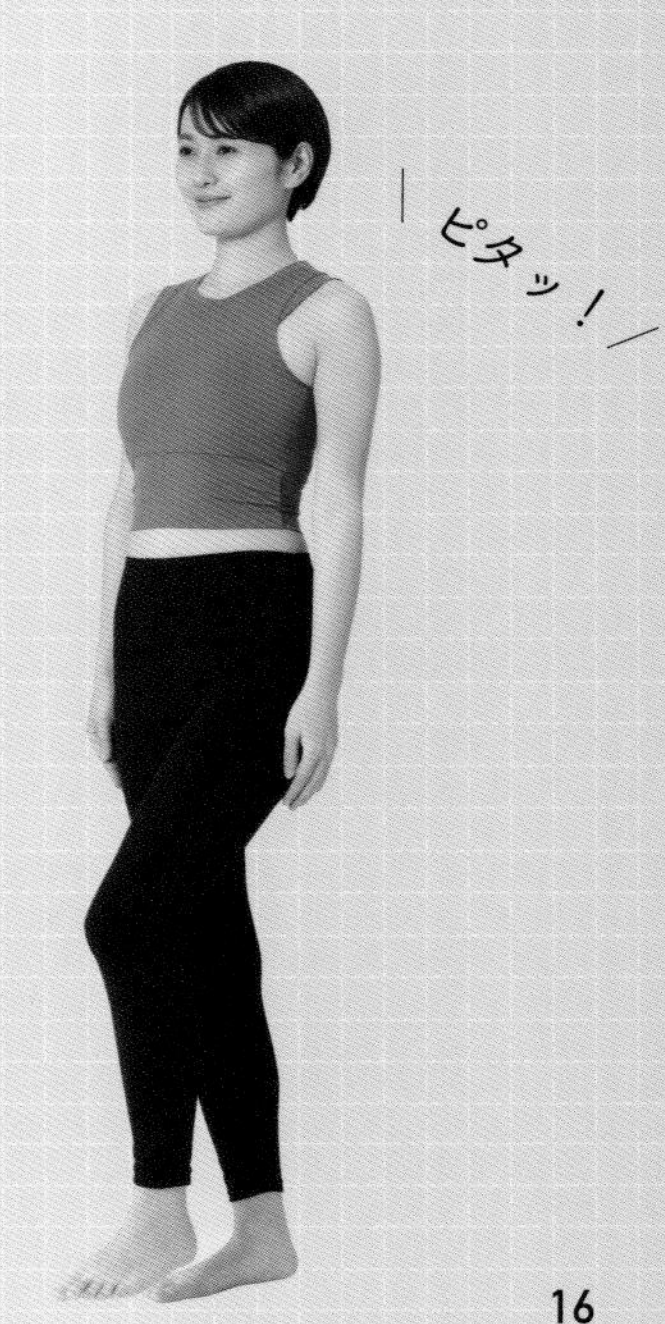


## 骨量アップに！

片足立ちをすると、骨に適度な負荷が加わり、骨が強くなって骨折予防に役立ちます（94～99ページを参照）。

## 症例の報告も多数！

- 高血圧が改善し薬が減らせた（52歳女性）
- 骨量が増えた（55歳女性）
- 体重が6㌔減！おなかもへこんだ（54歳男性）
- ひざ痛が改善（86歳女性）

……etc

（第3章と第4章を参照）

認知症を防ぎたい！

（114～119㌻を参照）

高血糖や高血圧の予防に！

（104～113㌻を参照）

慢性腎臓病の運動療法に！

（120～121㌻を参照）

シミ予防にも！

（126㌻を参照）

おなか太りの対策にも

（122～125㌻を参照）

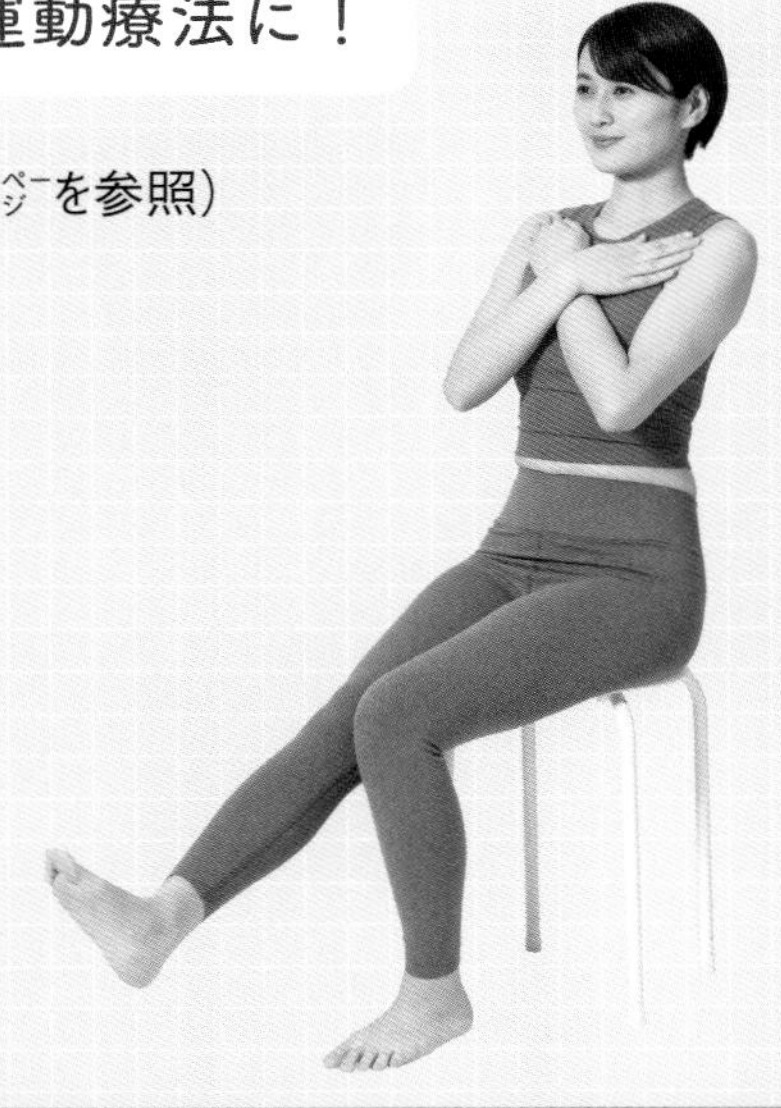

さらに

## 認知症や脳梗塞・骨量不足など 病気の芽の発見に役立つ

片足立ちがすごいのは、バランス力強化に加え、「深刻な病気の芽を見つける診断機能」が期待できること！　次㌻から早速試してみてください。

# 1分片足立ち診断

床にすぐ足が着く人は危険！
バランス力の衰えも、脳梗塞や認知症、糖尿病の芽も見つかる！

片足立ち診断スタート

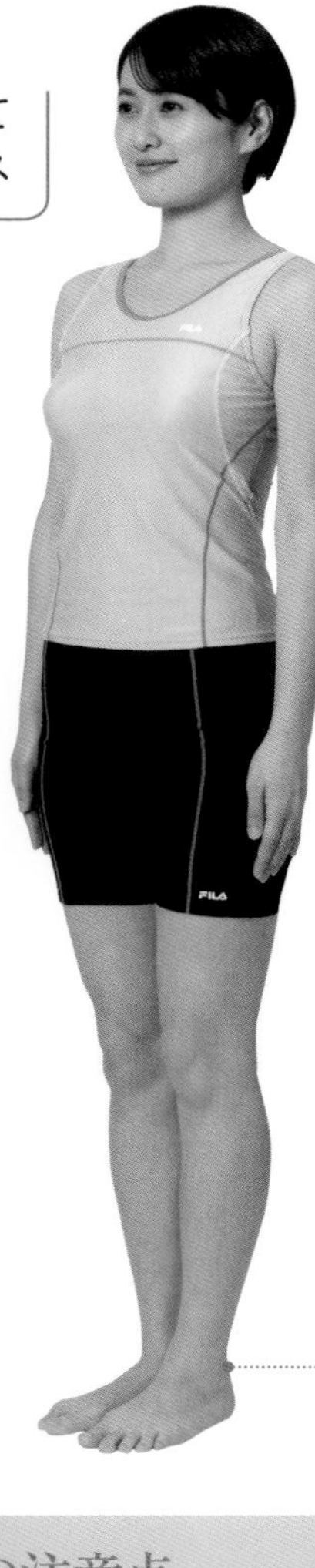

## 1 準備をしましょう

秒数のわかる時計を用意（スマホのストップウォッチ機能を利用するのもおすすめ）して、足をそろえてまっすぐに立つ。

深呼吸をして
リラックス

背すじは
伸ばす

かかとは
そろえる

### 片足立ちの注意点

※すべらない床で行う。
※はだしで行う。
※ふらついたとき、とっさにつかまれる壁やテーブルなどの近くで行い、転倒をしないように細心の注意を払う。

動いたり、床に足が着いたら終了

# 2 片足を上げましょう

どちらか一方の足を軽く上げ、片足立ちの時間を計測する。床に足が着くなど、下の条件に当てはまったら終了。反対側の足でも行い、どちらか長く上げられていた方の時間を基準に判定する。

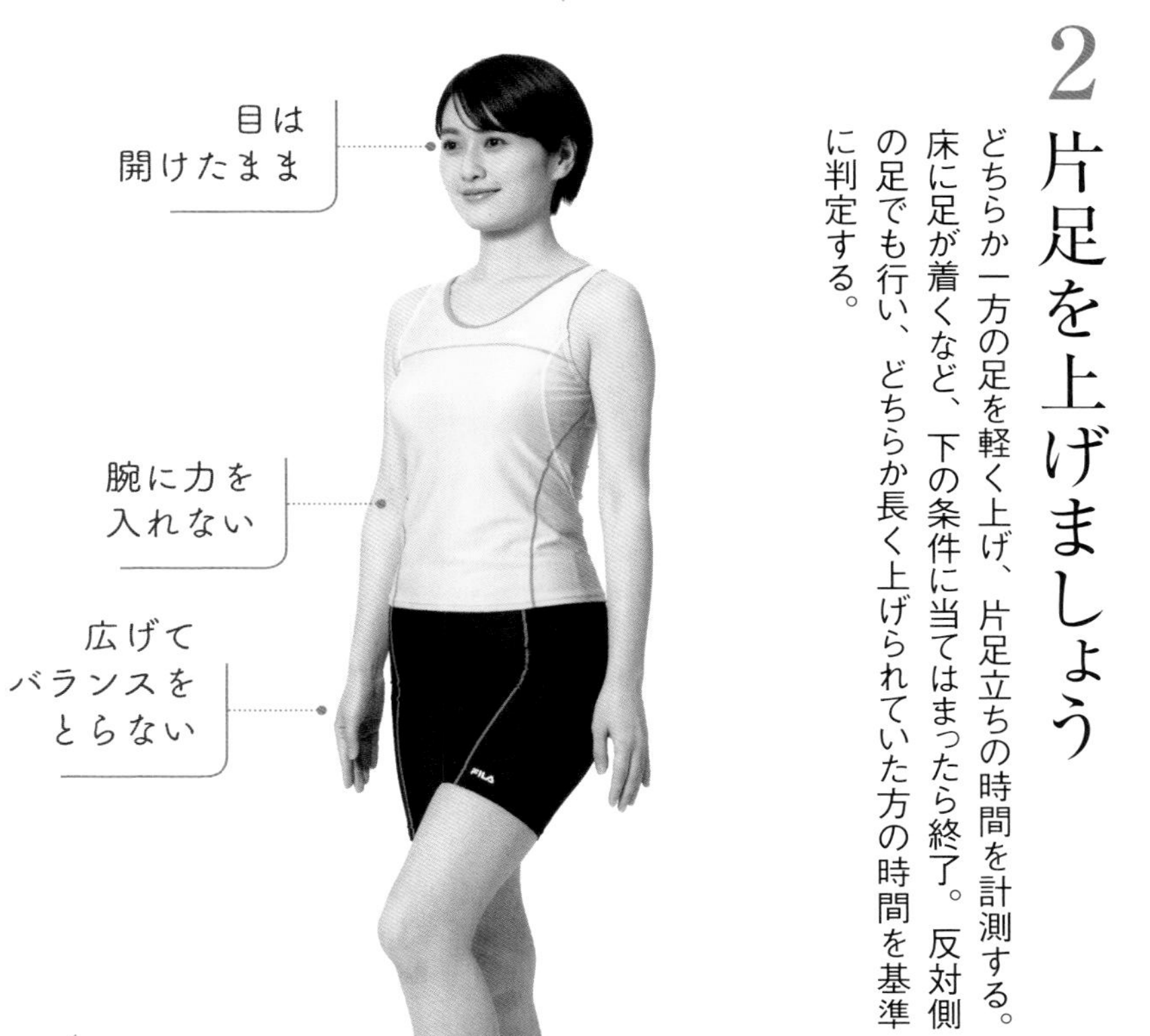
目は
開けたまま
腕に力を
入れない
広げて
バランスを
とらない
片足を軽く
浮かせる
結果
おっとっと…!

## テスト終了の条件

- 上げた側の足が床に着いた場合。
- 上げた側の足が支えている側の足にふれた場合。
- 支えている側の足がふらついて位置がずれた場合。
- 1 分が過ぎた場合。

計測した秒数は忘れないようにメモしましょう。
次ページから自分のバランス力は大丈夫かチェックしてみてください。

バランス力や骨密度の低下が
片足立ちができた秒数でわかる

# 診断結果発表！

**ご自身の年齢に照らし合わせてご覧ください。**

## 50歳未満の人

| | |
| --- | --- |
| 60秒以上 | バランス力は十分です！　年齢どおりの健康な体の持ち主です。今のバランス力を維持するために、1分片足立ち（やり方は第2章を参照）を習慣化しましょう。 |
| 40～59秒 | 年齢よりも筋力が少なくバランス力が低下している可能性大。第5章を参考に日々の生活習慣を見直して、片足立ちを実践してバランス力を強化しましょう。 |
| 40秒未満 | バランス力がかなり低下しているおそれがあります。ちなみに、20代で30秒以下の場合は、足底のバランス感覚が低下している可能性が大。人間ドックなどを利用して、健康状態や筋力・骨量などをチェックしてみましょう。 |

## 50～64歳の人

| | |
| --- | --- |
| 50秒以上 | 年齢以上のバランス力の持ち主で、健康な状態といえます。今のバランス力を維持するために、1分片足立ち（やり方は第2章を参照）を習慣化しましょう。 |
| 40～49秒 | 年齢よりも、ややバランス力が低下傾向にあります。筋力や骨量が低下していることが考えられるので、第5章を参考に生活習慣を見直し、1分片足立ちや初級編の体操（第2章を参照）でバランス力を強化しましょう。 |
| 40秒未満 | 骨量低下や筋力低下の可能性があります。将来は認知症や脳卒中も心配です。医療機関で骨量や認知機能検査、脳MRI検査を受けてみるのもおすすめです。 |

※診断結果はあくまでも目安です。何か症状がある場合は医療機関を必ず受診してください。

糖尿病対策に重要視される
「太もも」強化が簡単にできヘモグロビンA1cが改善！……104
太ももなど筋肉が強まると動脈硬化も改善すると判明！
片足立ちは高血圧対策に推奨！……110
片足立ちは血流アップ効果も大きいため
認知症対策に役立ち、物忘れを予防！……114
片足立ちは慢性腎臓病（CKD）にも有用で、
大学病院の治療で採用……120
片足立ちはメタボ解消にも！
内臓脂肪が大幅に減り、医師の私も10キロ減！……122
さらに美肌効果も！
動脈硬化が改善すれば顔のシミも薄くできる！……126
片足立ちを毎日1分やれば脳が活気づき、
気力の低下を防いで集中力アップ……127
片足立ちの効力アップ！ 高血糖・高血圧などに効く症状別体操
糖尿病対策 ①太もも強化体操……108
高血圧対策 ②かかと上げ下げ……112
認知症対策 ③ながら踏み台昇降……118
ポッコリおなか対策 ④ヤセる100回ジャンプ……124

片足立ちカルテ② 高血糖・高血圧・ダイエットに効いた …… 128
・血圧が200ミリを超え命の危険を感じるも、降圧薬と片足立ちなどで低下 …… 128
・片足立ちを5ヵ月続けたら6キロ減！メタボから脱却 …… 129
・片足立ちを続けたら高血糖が改善し、ヘモグロビンA1c値も低下！ …… 130ほか

## 第5章

## 「片足立ち生活Q&A」

食事は何を食べる？ 入浴法は？ やってはいけない人は？ 全回答！ …… 133
Q1 片足立ちの効果を高めるために、意識することはありますか？ …… 134
Q2 片足立ちをするうえで、最も大切なことは何ですか？ …… 135
Q3 片足立ちをしてはいけない持病はありますか？ …… 135
Q4 気分が乗らない日は休んでもいいですか？ …… 136
Q5 片足立ちをするときに、マスクをつけていてもいいですか？ …… 136
Q6 食事面で気をつけることはありますか？ …… 137
Q7 積極的に食べたほうがいい食品はありますか？ …… 137
Q8 食事面でほかに気をつけることはありますか？ …… 138
Q9 お酒は飲んでも大丈夫ですか？ …… 139ほか
おわりに …… 142

# 第1章

国立大教授の私が確信！
老化のスピードを遅くし長生きするには

# 体を支える「バランス力」が超重要！
# 片足立ちで鍛えよう

## 【老化研究16年、約4000人を診て確信!】
# 早すぎる老けはバランス力の低下が重大原因

みなさんはアンチエイジングと聞いて、どのようなイメージを持たれますか?

私は愛媛大学医学部附属病院の抗加齢・予防医療センターで「抗加齢ドック(アンチエイジングドック)」の運営に携わっています。もともとは循環器内科で心臓と血圧が専門のため、主に血管のアンチエイジングについて研究を進めてきました。

アンチエイジングというと、以前は化粧品やサプリメントなどを活用した美容法のイメージを持つ人が多かったのですが、現在では、**いつまでも健康的で若々しく、人生をよりよく生きるために有用な最新医学**として広く認知されるようになってきました。

体全体の老化を予防する医療としてのアンチエイジング。30代から90代までの幅広い年代の人たちが抗加齢ドックを受診され、これまで4000人以上の患者さんの心と体に向き合ってきました。そして、多くの患者さんを診察するうちに、**若々しさを保ちながら長生きするために最も必要なものの一つに「バランス力」があるとわかってきたのです。**というのも、実年齢より見た目が若々しく病気知らずの人は、バランス力が保たれている印象だったのです。

**バランス力とは本来、じっとして動かないでいるとき、反対に体を動かしているときにも、ふらつかずに姿勢を保ちつづける力のこと**をいいます。また、つまずいて**不安定な姿勢になったときに、とっさにもとの状態へと速やかに体勢を戻せる能力**もバランス力といえるでしょう。そして、この**バランス力を保つために必要なのが、「筋力」「骨密度」「血管」、さらには脳からの命令を伝える「神経ネットワーク」**などです。

「筋力」とは、立ったり歩いたり姿勢を維持したりといった、日常動作で使われる筋肉の力のことをいいます。加齢などで筋力が衰えると、運動機能が低下し、階段の上り下りにも苦労したり、平坦な場所でも転倒したりと日常生活に支障が生じます。また、筋力が低下すると、糖尿病や高血圧などさまざまな病気にかかるリスクも高まります。病気から体を守る免疫機能も弱まり、肺炎や感染症などにかかりやすくなります。

「骨密度」とは、骨の強さの指標のこと。

骨は一度作られると生涯変わらないものと思われがちですが、実際は古くなった骨は壊され、新しい骨に生まれ変わっています。男女とも40歳ぐらいまでは一定の骨密度ですが、それから徐々に減って、特に女性は50歳前後から急激に減少します。**骨密度が減少すれば、骨の中はスカスカでもろくなり、骨折を起こしやすくなります。**これが骨粗鬆症（こつそしょうしょう）です。さらに、**骨密度が減少すると、バランス力は顕著に低下してふらつき、少しのことでも転びやすくなります。**

「血管」とバランス力の関係も見過ごせません。血管は全身に張りめぐらされ、さまざまな器官に必要な酸素と栄養を届けています。そのため、血管が衰えると、筋力や骨密度を増やそうにも狙いどおりには進まず、バランス力の低下を招きます。血管の若さは見た目の若さにもつながっていて、**血管が老化して血流が悪くなり、十分な酸素や栄養が届かなくなると、肌のハリが失われ、シミやシワ、くすみなどトラブルのもとになります。**

最近のトピックとして、医学界では骨と血管の関係を「骨・血管連関」という言葉で表し、研究が進められています。研究によって**骨粗鬆症になると、動脈硬化が進むこともわかってきました。**骨粗鬆症になると骨の中のカルシウムが溶け出して血管に蓄えられ、それが原因で血管が硬くなってしまいます。

このことからも、**片足立ちができない人は骨密度が低下し、血管も老化し、それが原因でバランス力の低下につながっていると考**えられます。

最後に、脳からの命令を伝える「神経ネットワーク」も、バランス力との関係が深いといえます。神経が正常に働かないと、脳からの指令が体の各部位に伝わりにくくなります。

その結果、体がイメージどおりに動かせずにバランスを取るのが難しくなり、つまずきや転倒のリスクが高まります。怖いのは、転倒骨折が寝たきりを招くことです。

## 骨粗鬆症と動脈硬化の関係

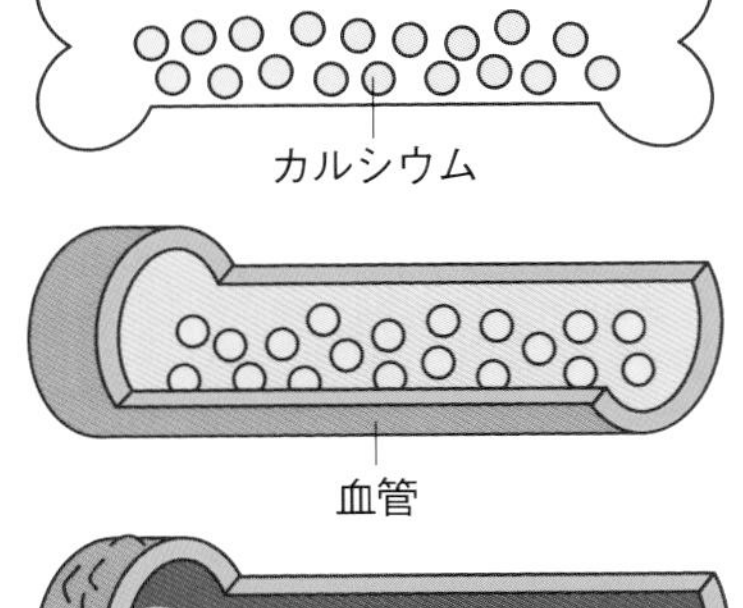
加齢や運動不足で骨代謝が衰えると
骨に蓄えられたカルシウムが溶け出し、骨が弱くなる。
カルシウム
骨から溶け出したカルシウムが血管の中に蓄積される。
血管
血管がカルシウムと反応して硬くなり、動脈硬化が進行する。

【バランス力低下とは？】イメージどおりに体が動かない状態

# つまずきやすくなったら要注意

突然ですが、みなさんは「運動器不安定症」という病気をご存じですか？

2006年4月に認められた新しい病気で、日本整形外科学会では、「高齢化に伴って運動機能低下をきたす運動器疾患（しっかん）により、バランス能力および移動歩行能力の低下が生じ、閉じこもり、転倒リスクが高まった状態」と定義しています。

**簡単にいうと、足腰が衰えて転倒しやすくなる病気のこと**。私たちは、40代を迎える前後から徐々に筋力が衰えて、50代以降はさらに運動機能も低下し、バランス力が低下します。すると、ふらついて転倒しやすくなり、転倒する恐怖から家に閉じこもりがちになり、より運動機能が低下して足腰が弱っていく悪循環に陥ってしまうのです。

**悪循環に陥らないためには、バランス力の低下にいち早く気づくことが重要です**。

では、バランス力の低下は、真っ先にどこに現れるのでしょう。みなさんは、**「頭の中**

**のイメージどおりに体が動かない！」なんて焦った経験はありませんか？　それこそが、まさにバランス力低下**で起こります。例えば、わずかな段差でもつまずくのは、自分では高く足を上げているつもりでも、バランス力の低下で体が思いどおりに動いておらず、実際にはほとんど足が上がっていないのが重大原因です。

東京消防庁の調査によると、平成27年からの5年間の高齢者の事故の原因は、なんと、約80％以上が転倒とわかっています。しかも、そのうちの50％以上が屋内で発生しています。

高齢者にとって（もちろん、40代50代の中高年にとっても）転倒は命取りです。**骨折から寝たきりとなり認知症を発症するケースも少なくありません。**

「少し走っただけでつまずいた」「電車の揺れでふらついた」（5ページも参照）なら、それはバランス力が低下しているサイン。絶対に見過ごさないでください。

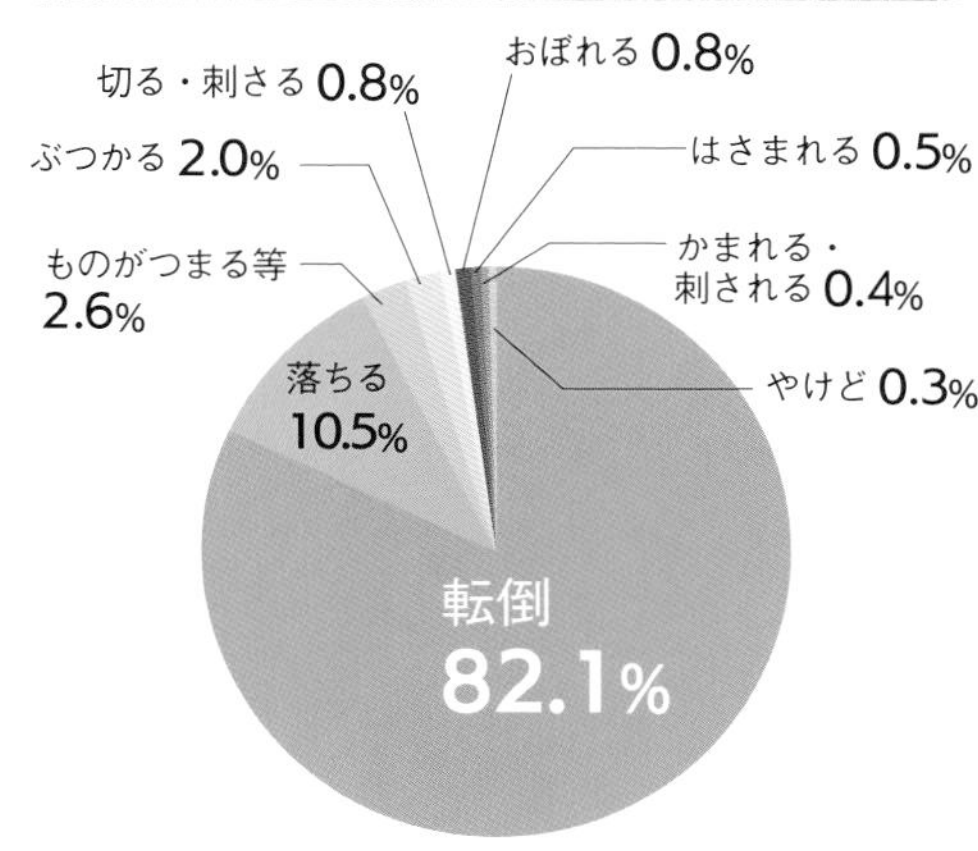


出典：東京消防庁「事故種別ごとの高齢者の救急搬送人員」

# 運動不足で高血圧・糖尿病も多発

## 【低下が進むとどうなる?】腰痛やひざ痛などを発症!

現在、腰やひざなどの痛みに悩まされている人も多いのではないでしょうか。若いときにはなんともなかったのに、40代50代を過ぎてから、腰痛やひざ痛を抱えるようになった人が大半だと思います。

バランス力の低下が進むと、こうした腰痛・ひざ痛も招きます。バランス力とは、前に述べたように体が動いているとき動いていないときにかかわらず、ふらつかずに、人間にとって最適な姿勢を保ちつづける力のこと。

**つまり、バランス力が衰えると背骨がゆがんで姿勢が悪くなります。すると、例えば腰であれば背骨を構成する椎骨(ついこつ)がつぶれたり、背骨の軟骨が飛び出て椎間板ヘルニアになったり、背骨の中にある脊柱管(せきちゅうかん)が狭くなって脊柱管狭窄(きょうさく)症になったりするのです。**

ひざ痛の場合、最も多いのが「変形性膝関節症」ですが、これはひざ関節でクッションの役割をしている軟骨がすり減って関節が変形し、痛みが生じる病気です。

この病気も、もとをただせばバランス力の低下で姿勢が悪くなるのが原因の一つにあります。姿勢が悪くなると、重心の位置がずれ、ひざ関節に負荷がかかって軟骨がすり減りやすくなるのです。

**バランス力が低下すると、腰やひざのほかにも股関節痛や肩こりなども招きやすくなる**ので、すでに症状がある人はバランス力の強化を実践してください。

また、腰やひざなど体に痛みが出ると、どうしても家に引きこもりがちになります。すると、運動不足になって血流が悪くなり、血管に圧力がかかって血圧が上がります。さらに、運動不足によって筋肉量が落ちると血糖値が上がりやすくなり、糖尿病も招きやすくなります。

**人間の体は、運動するようにできています**。そのため、運動ができなくなるとあらゆる不具合が起こるのです。筋力や骨密度などが低下し、姿勢も悪くなって体も思いどおりに動かせなくなる……。**バランス力の低下がいかに怖いかおわかりいただけたでしょう**。

## 【さらに悪化すると……】寝たきり前段階のフレイルに！

# 持病があれば悪化し、寿命も縮む

「フレイル」という言葉を最近よく耳にするようになりました。みなさんも、一度は聞いたことがあるのではないでしょうか。

フレイルとは、私も所属している日本老年医学会が提唱した言葉で、英語の「フレイルティー（frailty）」が語源になっています。脆弱性（ぜいじゃく）を意味し、加齢によって心と体が弱くなり衰えた状態をフレイルと呼びます。

**ひとりで自立した生活ができる健康な状態と、寝たきりなどサポートが必要な介護状態の中間に位置づけられるのがフレイル**です。人は誰しも年を取ると体が衰えますが、いきなり介護が必要になるわけではなく、フレイルという中間的な段階を経てから要介護状態へと移行するケースが多いと考えられています。

高齢者医療の研究で世界的にも知られる「国立長寿医療研究センター」の研究によると、5つの観点からフレイルが判断できます。みなさんも、チェックしてみてください。

## 【国立研究機関でもバランス力を重視】

# バランス力が低下した人ほど老化が早い

ここまでで、「バランス力」とはどんなものか、低下すると老化がどのように進むかについて解説してきました。

バランス力は、筋力や骨密度などとは違って、一般の人に広く知られているわけではありませんが、老化研究においてはとても重要視されています。

バランス力を含む身体能力と老化について調べた興味深い研究を紹介しましょう。長寿医療研究で世界的にも知られる「国立長寿医療研究センター」が、

- **バランス力**
- **握力（筋力）**
- **歩く速さ**

などといった身体能力と、「自立した生活をする能力」の関係性を調べて分析した研究です。

「自立した生活をする能力」は、健康で長生きするために重要な指標になります。

それによると、女性４９５人を調べたところ、**速く歩くことができる人ほど「自立した生活をする能力」は低下しにくく、バランス力が低い人ほど「自立した生活をする能力」は低下していることが**わかったのです。男性については、この調査では関係性は見つけられなかったそうです。とはいえ、私のこれまでの経験からいえば、男性も女性も関係なく、バランス力が低い人は自立した生活ができなくなり、近い将来は寝たきりになる可能性があるといえます。

**老化研究や長寿医療の世界において、寝たきりを防ぎ、心身ともに健やかに生活するためのカギとして注目を集めているのが「バランス力」**といえるのではないでしょうか。

### 歩く速さと自立した生活を送る能力の関係性

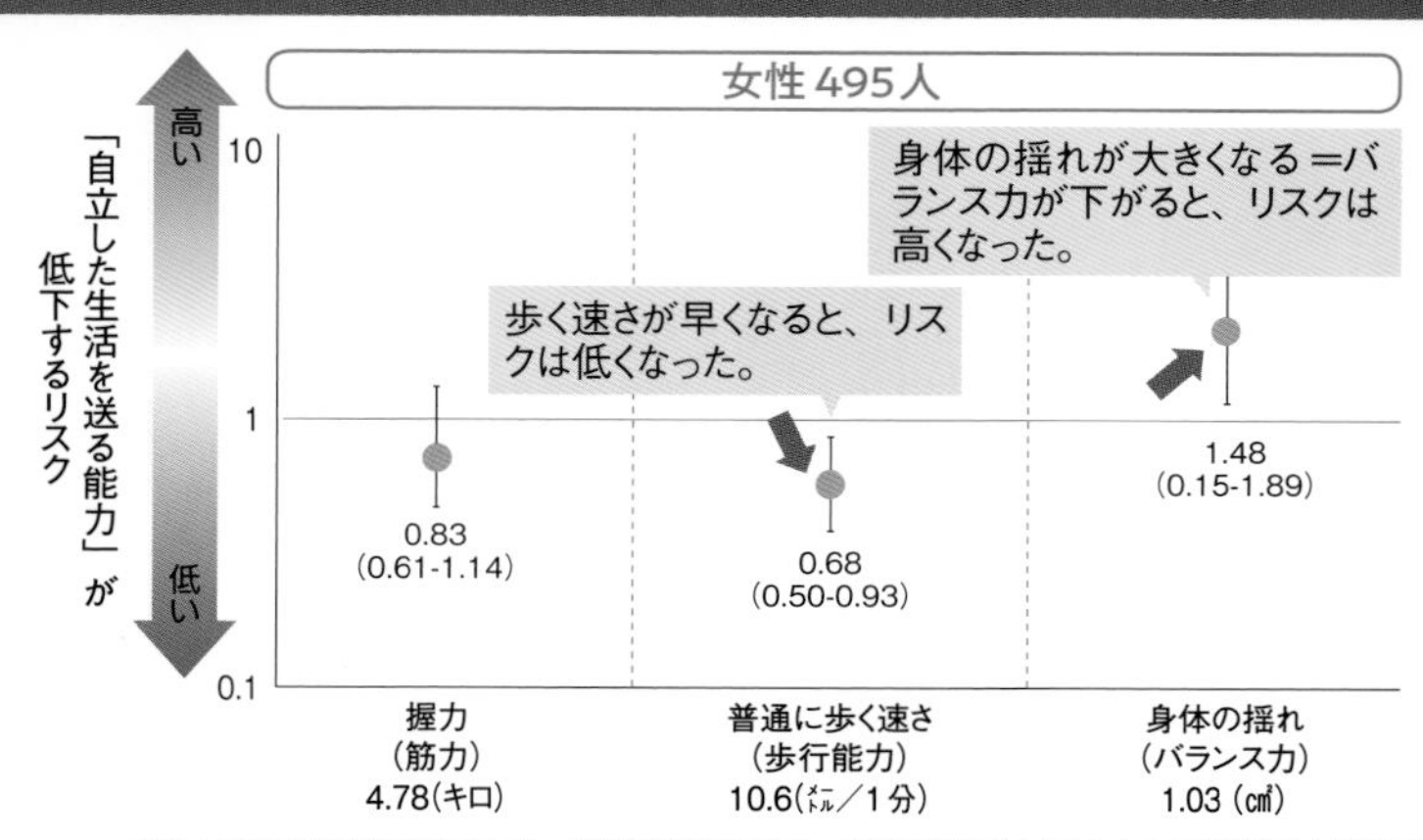


出典：国立長寿医療研究センター「健康に関連する良い習慣の保持数と自立した生活を送る能力が低下するリスク」
※年齢、教育歴、年収、BMI、喫煙、飲酒、既往歴、身体活動量を考慮した場合のリスクの大きさを示しています。
※１単位は１標準偏差としています。

# 第2章

老化研究16年の医師の
私が考案・実践！

## 長生き力劇的アップ「1分片足立ち」のやり方

# さあ、始めましょう！
# 「1分片足立ち」は
# イイことがいっぱい！

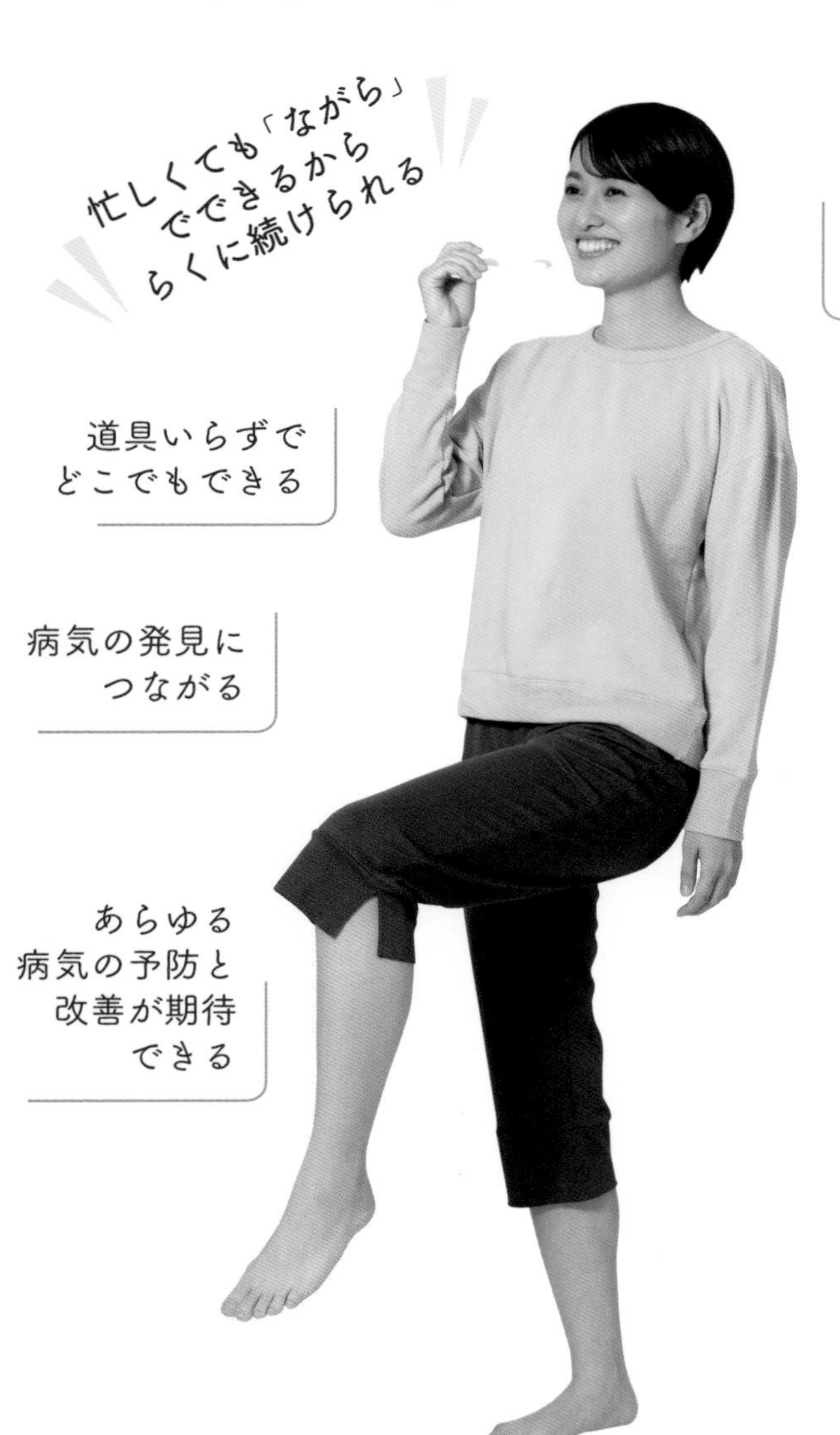

忙しくても「ながら」
でできるから
らくに続けられる

バランス力・
感覚能力が
強化できる

道具いらずで
どこでもできる

若返りが
期待できる

病気の発見に
つながる

下半身の
大きな筋肉が
鍛えられる

あらゆる
病気の予防と
改善が期待
できる

健康で長生き
につながる

# 体操の進め方＆注意点

| | |
|---|---|
| まずは全員必読！<br>①基本の片足立ち<br>60~61ページ | 基本となる体操です。正しく覚えてケガのないように実践しましょう。1分できない人は初級編に進んでください。 |
| 1分できない人は…<br>②初級編1・2<br>62~65ページ | 初級編1・2は、片足立ちを1分できなかった人ができるようになるための体操です。60～61ページの1分片足立ちとあわせて行ってください。 |
| 1分以上できる人はさらに挑戦！<br>③上級編1・2<br>66~69ページ | すでに1分できる人が、よりバランス力を高めるための体操です。60～61ページの片足立ちとあわせて行えば、長生き力がよりアップします。 |
| 片足立ちの効力アップ！<br>④症状別体操<br>第3章と第4章の各記事を参照 | 腰痛・ひざ痛・骨量アップや糖尿病・高血圧など症状別の簡単な体操を紹介しています。60～61ページの片足立ちとあわせて行えば、より効果的です。 |

## こんなときどうすればいいの？

**途中でバランスをくずしたら**

バランスをくずしても、片足立ちのトータルが1分になるまで続けましょう。

**1分続けられない**

30秒からスタートして時間を徐々に延ばすなど、できる範囲でOKです。

**やれなかった日がある**

やれない日があっても大丈夫です。また、歯磨きしながら行うなど、毎日の習慣に組み込んでしまえば忘れることもありません。

## 注意点

※ふらついたとき、とっさにつかまれる壁やテーブルなどの近くで行う

※すべらない床で行う

※はだしで行う

**絶対に転倒をしないよう、細心の注意を払って行ってください。**

基本編

# まずは実践！ 基本の1分片足立ちのやり方

さあ、今日から片足立ちを始めましょう。まずは、基本の正しいやり方を覚えていただき習慣化してバランス力を強化しましょう。ただし、決して無理はしないでください。

## 1 足をそろえて立つ

両足をそろえて立ち、目線を前に向ける。

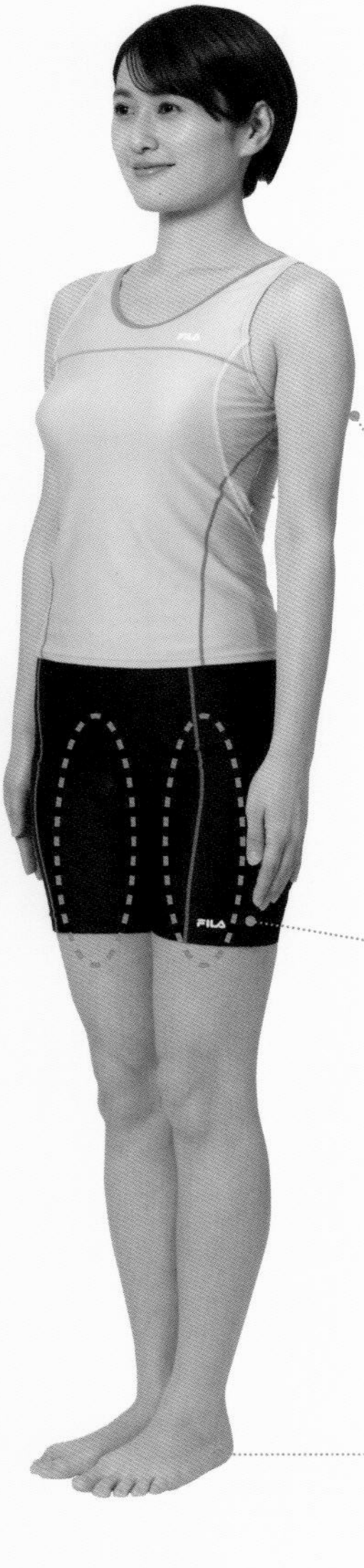

背すじは伸ばす

**太もも前面の大腿(だいたい)四頭筋を意識する**

足裏全体をしっかり床に着ける

※痛みが増したり体調が悪化したりする場合はすぐに体操をやめて、専門医に相談してください。

# 2 ひざを90度に曲げて足を上げる

腕は下ろしたまま、床と平行になる位置まで太ももを上げ、ひざを90度に曲げて1分静止。そのとき、支えている足の太ももやふくらはぎ、足裏を意識する。反対側の足も同様に行う。これを1セットとして1日3回行う。

1セット × 1日3回

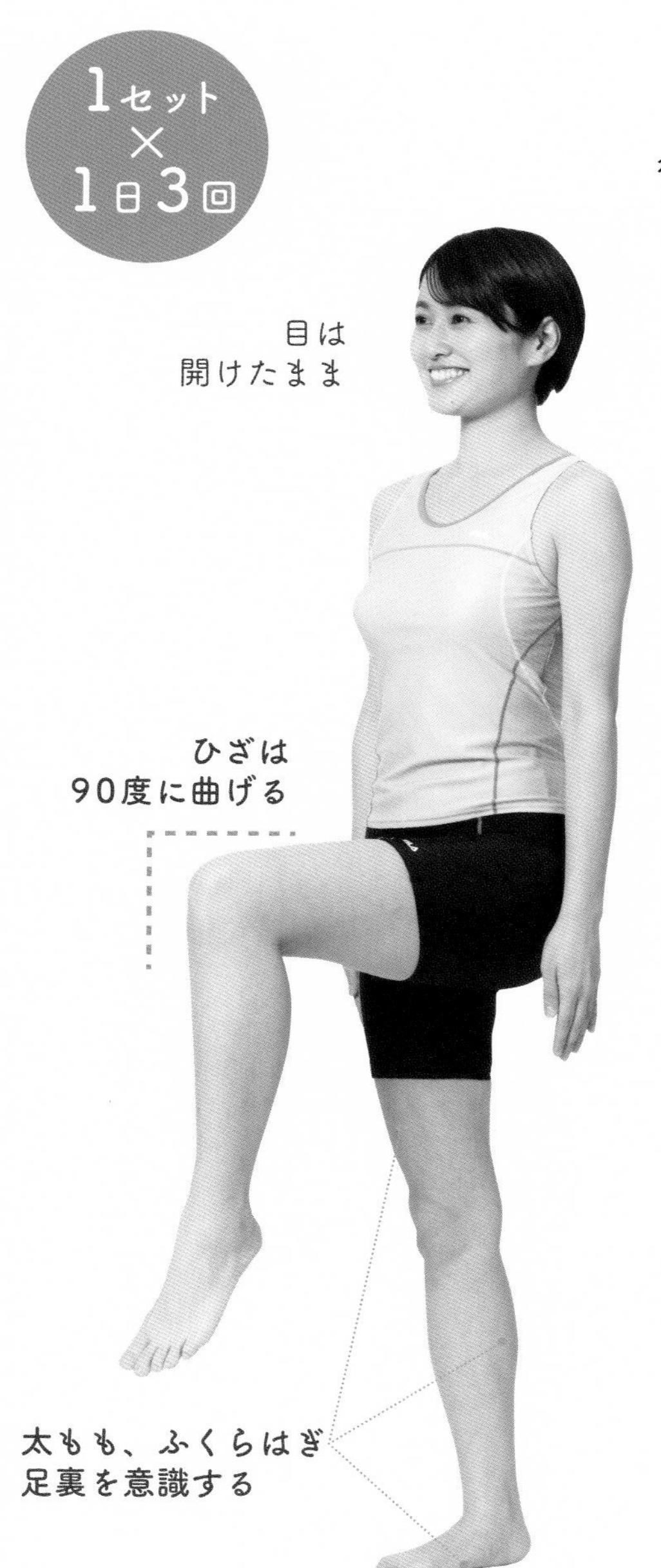
目は
開けたまま
ひざは
90度に曲げる
太もも、ふくらはぎ
足裏を意識する

ポイント

最初はバランスをくずして足が着いてもOK。片足立ちの時間が、合計1分になるのを目標に行いましょう。1分が無理なら、できる範囲の秒数で大丈夫です。

※転倒防止のため、ふらついたとき、とっさにつかまれるように壁などの近くで行ってください。

初級編1

# 座って片足上げ

## 1分できない人はまず太もも強化を！

基本の片足立ちが続かない人は、1分できるようになるために、座っている時間も利用して、太ももを強化しましょう。1分片足立ちができる足腰をめざしてください。

### 1 座って片足を上げる

イスに浅く座り、座面を軽く持って、背すじをまっすぐ伸ばす。太ももを持ち上げるイメージで片足を上げる。

ポイント

足は地面から10～15セン上げるのが理想です。10センが難しい人は上げられる高さまででOKです。

目線は前に

体が後ろに倒れないように

イスの座面を軽く持つ

※痛みが増したり体調が悪化したりする場合はすぐに体操をやめて、専門医に相談してください。

## 2 床面ギリギリまで下ろす

1で持ち上げた足を、床面ギリギリまで下ろす。1と2をゆっくり10回くり返す。反対側の足も同様に行う。これを1セットとして1日3回行う。

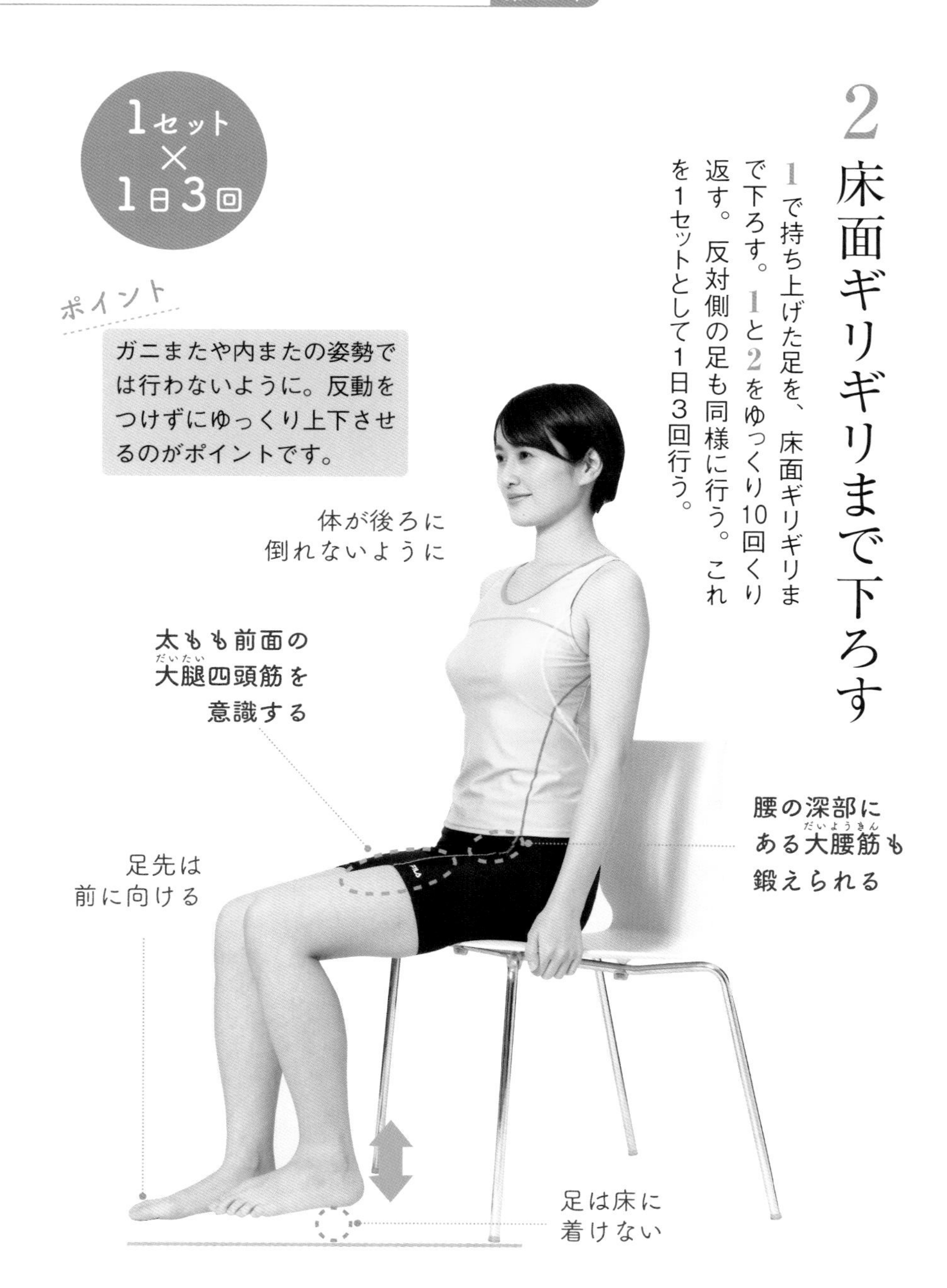
1セット
×
1日3回
ポイント
ガニまたや内またの姿勢では行わないように。反動をつけずにゆっくり上下させるのがポイントです。
体が後ろに倒れないように
太もも前面の大腿四頭筋を意識する
腰の深部にある大腰筋も鍛えられる
足先は前に向ける
足は床に着けない

初級編2

# 後ろに片足上げ

## 太もも裏側のハムストリングスを強化！

後ろに足を上げる片足立ちです。軸足のバランス力と足を後ろに上げることで太もも裏のハムストリングス（大腿二頭筋など）とお尻の筋肉（大臀筋など）が鍛えられます。

### 1 イスの背を持って立つ

イスから30～40センチ離れて立ち、上体を前に少し倒してイスの背を持って立つ。

ポイント

イスの背に体重をかけすぎないこと。イスが倒れないように細心の注意を払いましょう。

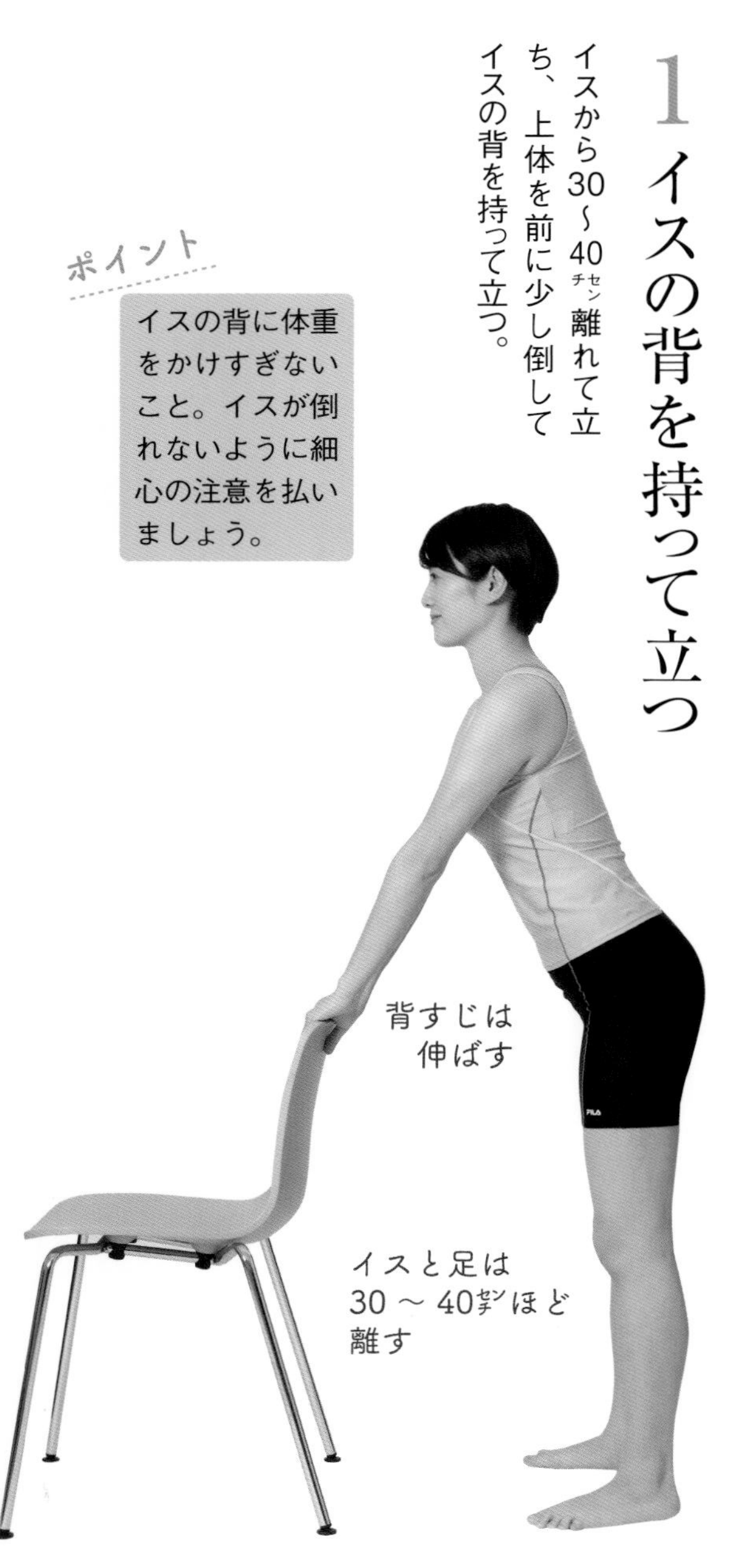
背すじは伸ばす
イスと足は30～40センチほど離す

※痛みが増したり体調が悪化したりする場合はすぐに体操をやめて、専門医に相談してください。

# 第3章

［片足立ち］驚異の健康効果①
整形外科学会も推奨！

# ネコ背・腰痛・ひざ痛も骨粗鬆症も改善

## 片足立ちでバランス力が強まる効果はまず姿勢に現れ、

# ネコ背が改善！転倒も予防

片足立ちのやり方については、ご理解いただけたでしょうか。片足立ちが1分できない方もあきらめないでください。第2章で紹介した1分片足立ちの初級編（62～65ページ参照）を続けていれば、近い将来できるようになるはずです。

とはいえ、ゴールは「片足立ちをすること」ではありません。**片足立ちを1分続けられるようになって「バランス力＝長生き力」を強化することです。そして、その先にある、「長生きライフ」を楽しむことです。**片足立ちを続けられる時間が延びるとバランス力は強化され、みなさんの体には少しずつ変化が現れるはずです。

**まず何より、見た目が若々しくなります。**具体的には、姿勢がスッと伸びてネコ背が徐々に改善します。

多くの人は、50歳前後を迎えると「鏡に映った自分の姿勢がずいぶん悪くなった」「ネ

# ［ しっかり10秒スクワット ］

## 1 両手を前に出して立つ

両足を広げ、両腕を前に出して体を安定させ、背すじを伸ばして立つ。

## 2 ゆっくり腰を落とす

ゆっくり7秒数えながら腰を落とし、太ももが床と平行になったら3秒静止。反動をつけずに立ち上がる。1と2を10回くり返す。これを1セットとして1日3回行う。

ゆっくり

お尻（しり）は突き出すように

ひざを傷めないよう、爪先とひざは同じ方向に向ける

ポイント

息を止めると血圧上昇のリスクがあるので、声に出して数えながら行いましょう。

1セット × 1日3回

※転倒防止のため、ふらついたとき、とっさにつかまれるように壁などの近くで行ってください。

## 太ももなど筋肉が強まると動脈硬化も改善すると判明！

# 片足立ちは高血圧対策に推奨！

糖尿病で血液中にブドウ糖があふれた状態（高血糖）が続くと、血管は傷ついてボロボロになり動脈硬化が進みます。

**動脈硬化とは、ひと言でいえば、血管の老化のことで、血管の内壁が徐々に硬く狭くなり、血管がつまりやすくなった状態**です。

前に述べたとおり、筋肉量が減ると糖尿病のリスクが上がるため、筋肉量が減ることは動脈硬化を進行させる可能性も

**動脈硬化が起こるしくみ**

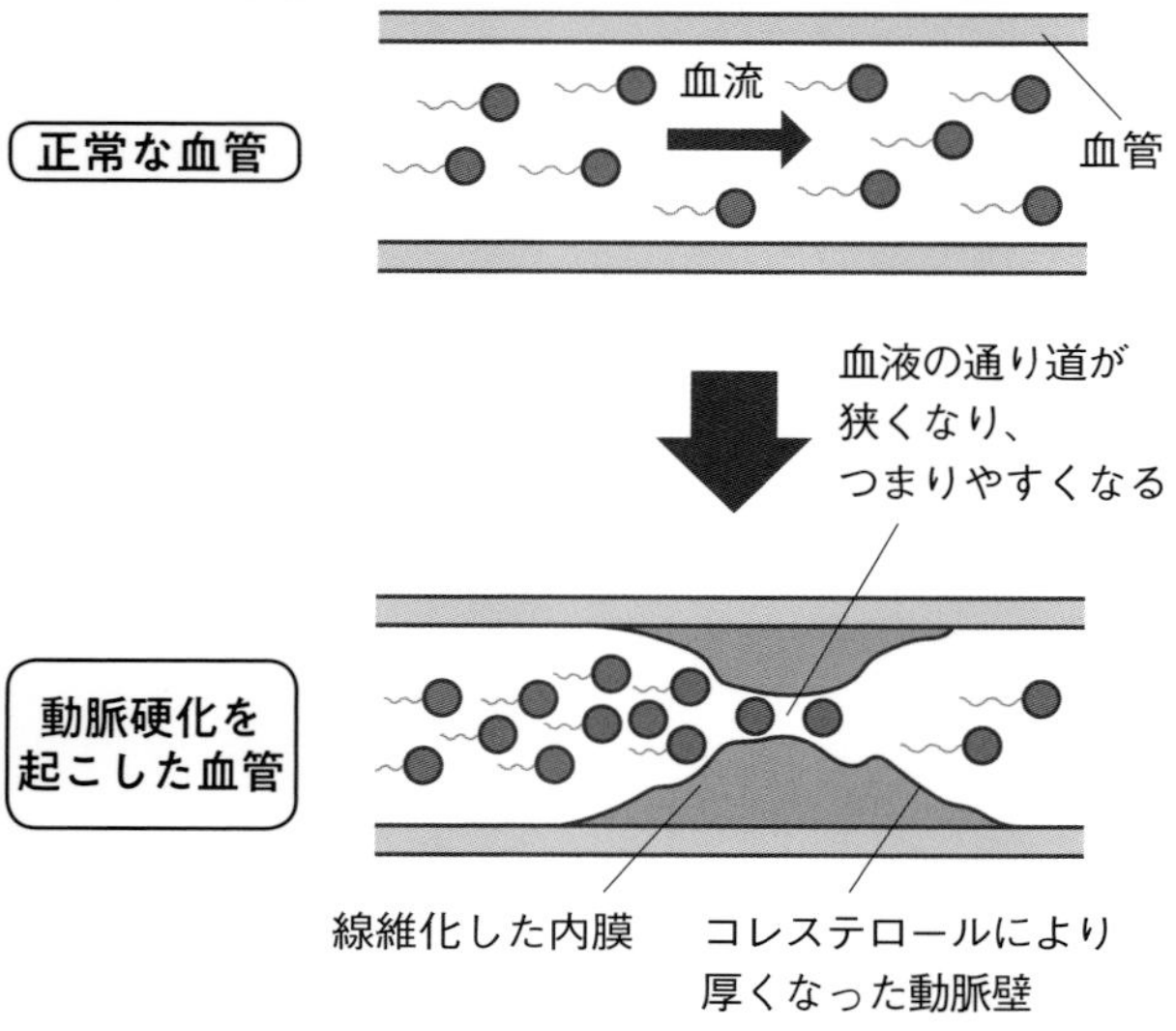

正常な血管

血流

血管

血液の通り道が
狭くなり、
つまりやすくなる

動脈硬化を
起こした血管

線維化した内膜

コレステロールにより
厚くなった動脈壁

あるのではないか……そう考えた私たちは、太もも前面の筋肉である大腿四頭筋の面積と、動脈硬化の進行度との関連を調査しました。その結果、**大腿四頭筋の面積が大きい人ほど、動脈硬化の進行するリスクが低い**とわかりました。ということは、**太ももの筋肉を強化すれば動脈硬化の進行を防げる可能性がある**のです。

さらに、高血圧対策にも、太ももの筋肉強化は有効と考えています。

高血圧は、血管に常に強い圧力がかかった状態です。動脈硬化が進むと、心臓はさらに高い圧力をかけて血液を流そうとするため、血圧は上昇し、心臓や血管に大きな負担もかかってしまいます。**太ももの筋肉の強化で動脈硬化が改善されれば、血流がよくなるため、血圧を下げる効果も期待できます**。

動脈硬化の怖いところは、自覚症状もなく進行するため、ある日突然、心筋梗塞や脳梗塞など血管がつまって突然死する病気を引き起こすリスクがあることです。

もちろん、片足立ちさえすればすべてが解決するわけではありませんが、病気のリスクを減らす対策の一つとして片足立ちを実践してください。

高血圧対策

片足立ちの効力アップ！　高血糖・高血圧などに効く症状別体操②

# 血流アップをめざす かかと上げ下げ

ふくらはぎの筋肉が刺激されて血流がよくなり、高血圧の予防と改善が期待できます。バランス力も必要となるので、片足立ちとセットで行いましょう。

## 1 イスの背を持って立つ

イスの背を持ち、両足を肩幅に開いてまっすぐ立つ。

背すじは伸ばす

足裏をしっかり床に着ける

※痛みが増したり体調が悪化したりする場合はすぐに体操をやめて、専門医に相談してください。